P. J. Möbius

Ueber Scheffels Krankheit

Elibron Classics
www.elibron.com

Elibron Classics series.

ISBN 0-543-70767-9 (paperback)
ISBN 0-543-70766-0 (hardcover)

This Elibron Classics Replica Edition is an unabridged facsimile of the edition published in 1907 by Carl Marhold, Halle.

Ueber Scheffels Krankheit.

Mit einem Anhang:

Kritische Bemerkungen über Pathographie.

Von

Dr. P. J. Möbius
in Leipzig.

Halle a. d. S.
Verlag von Carl Marhold.
1907.

I.

Ueber Scheffels Krankheit.

Litteratur.

Prölss, Joh., Scheffels Leben und Dichten. Berlin, 1887.
Ruhemann, A., Joseph Victor von Scheffel. Stuttgart, 1887.
Boerschel, E., J. V. von Scheffel und Emma Heim. Berlin, 1906.
Frey, Ad., Briefe J. V. von Scheffels an Schweizer Freunde. Zürich, 1898.

Joseph Victor Scheffel ist am 16. Februar 1826 in Karlsruhe geboren worden. Der Vater wird als ein ernster, gesetzter, rechtschaffener Mann geschildert, dem Ordnung und Recht vor allem am Herzen lagen. Nüchternheit und eine gewisse Dickköpfigkeit gehörten zu seinen weniger angenehmen Seiten. Er war ein guter Zeichner. Zum Ingenieur gebildet, als Offizier in Krieg und Frieden thätig, wirkte er später als Baurath im Civildienste und vereinigte die Titel Major und Oberbaurath. Er ist bei guter Gesundheit alt geworden, litt dann an Anfällen von Schwindel und Bewusstlosigkeit, starb an die achtzig Jahre alt. Die Mutter, Josephine, geb. Krederer, in deren Familie mehrere kluge Frauen erwähnt werden, war eine schöne, lebhafte, sehr für Geselligkeit eingenommene, humoristisch angelegte und dichterisch begabte Frau. Ein Theil ihrer Gedichte ist veröffentlicht worden. Sie ist 1865 durch Herzlähmung gestorben. Nach Joseph ist aus dieser Ehe noch ein Sohn entstanden, der von Kindheit an gelähmt und geistig gestört war. Scheffel schreibt am 8. Mai 1880 an Frau Erismann, sein armer Bruder Carl sei im October 1879, 53 Jahre alt, gestorben, lahm und elend, ohne je einen Schritt gehen zu können; man könnte daher denken, dass es sich um eine angeborene Lähmung beider Beine durch eine Blutung über den Centralwindungen, die sogenannte Little'sche Krankheit, gehandelt habe, indessen ist etwas Bestimmtes nicht zu sagen. Später ist noch eine Tochter, Marie, geboren worden, die von Allen als schön, geistvoll, liebenswürdig beschrieben wird. Sie zeigte ein beträchtliches Talent für Malerei, war auch musikalisch. Dass in ihr das Pathologische nicht gering war, geht daraus hervor, dass sie im Jahre 1853 ihre Verlobung unmittelbar vor der Hochzeit, als schon die Kleider bereit lagen, auflöste. Auch wird gesagt, sie sei zur Schwermuth geneigt gewesen. Sie ist 1857 am Typhus rasch gestorben.

Die Familie Scheffel erinnert an die Goethische: der redliche, nüchterne Vater, die heitere poetische Mutter, Bruder und Schwester einander innig zugethan. Sogar der blödsinnige Bruder hat an dem Mündel des Frankfurter Rathes, dem Candidaten Clauer, ein Gegenstück. Wie bei der Ehescheu der Tochter, so wird noch bei manchem kleinen Zuge der Wissende sich an den Vergleich der beiden Familien erinnert fühlen. Besonders aber ist es bei der Erbmasse des Sohnes der Fall. Die eigentlich moralischen Eigenschaften erbt der Sohn vom Vater. Scheffel wird von allen als redlicher, durchaus zuverlässiger, fleissiger Charakter bezeichnet. Zu diesen väterlichen Eigenschaften zählen auch eine fast übergrosse Gewissenhaftigkeit und die „Dickköpfigkeit". Jene tritt z. B. in den Nöthen zu Tage, die dem Dichter das dem Grossherzoge von Weimar gegebene Versprechen eines Wartburgromanes schuf, und diese scheint bei dem alternden Dichter noch viel grösser gewesen zu sein, als bei seinem Vater. Neigung zu Jähzorn und Rechthaberei sind wohl auch hier zu nennen. Endlich stammt das mittelmässige Zeichen-Talent des Sohnes vom Vater. Mütterliche Eigenschaften sind „Frohnatur und Lust zu Fabuliren". Scheffels Mutter wird, wie die Goethes, als eine sonnige Natur geschildert. Die Leute meinen gewöhnlich, das sei so etwas recht Gesundes, in Wirklichkeit aber grenzt das „Sonnige" an das Pathologische und gehört in das Gebiet der dauernden Verstimmungen. Wenn die Sonnenmenschen nicht selbst Umschlägen und trüben Stimmungen ausgesetzt sind, so sind es doch Glieder der Familie, bei denen dann ein „melancholisches Temperament" oder Wechsel der Verstimmungen zu Tage tritt. Scheffel selbst bezeichnet seine Lustigkeit und seinen Humor an vielen Stellen als die Kehrseite seiner „Melancholie", die er als den primären Zustand betrachtet. „Meine Komik", sagt er z. B., „ist oft nur die umgekehrte Form der inneren Melancholie." Wie den Humor, so verdankte Scheffel die dichterische Anlage seiner Mutter. „Meine Mutter", schreibt er, „hätten Sie kennen müssen, was ich Poetisches in mir habe, das habe ich von ihr." Gerade der Ausdruck, Lust zu Fabuliren, passt bei Scheffel sehr gut, denn schon ehe er sein Dichter-Talent erkannt hatte, machte es ihm die grösste Freude, schmückend zu erzählen, und jeder Bericht erhielt in seinem Munde ein künstlerisches Aussehen. Wegen dieser Art seines Gespräches rief ihm in Italien, als er durchaus ein Maler sein wollte, eine Dame zu: Aber Sie sind ja ein Dichter, und kränkte ihn damit. Das späte Erwachen des poetischen Talentes und der hartnäckige Irrthum, die Natur habe ihn zum Maler bestimmt, sind recht merkwürdig. Auch hier werden wir an Goethe erinnert, der in langdauernder Verblendung sein schwaches Zeichentalent überschätzte und ebenfalls in Italien ein Maler werden wollte. „Nach Naturanlage und Neigung“, sagt Scheffel, „hätte ich Maler werden sollen, Erziehung und Verhältnisse wendeten zum Dienst der Justiz, die unerfüllte Sehnsucht nach der bildenden Kunst und die Oede eines mechanischen Berufes riefen in ihrem Zusammenwirken die Poesie wach“, eine eigenthümlich falsche Psychologie. Talent zur Musik hatte Scheffel nicht, wie er selbst bezeugt: „Die Vorsehung hat mir beinah alles Verständniss der Musik versagt“ *). Dagegen zeigte er schon auf der Schule, zu deren besten Schülern er immer gehörte, ein grosses philologisches Talent. Er hat es später nicht sehr benutzt, doch hat es ihm offenbar seine historischen Studien sehr erleichtert. Wichtig sind endlich die geselligen Anlagen. Scheffel war offenbar eine gesellige Natur; nur wenn er krank war, suchte er die Einsamkeit auf. Aber das Charakteristische besteht darin, dass sein Bedürfniss auf einen kleinen Kreis männlicher Freunde gerichtet war. Die Gesellschaft im gewöhnlichen Sinne des Wortes war ihm durchaus zuwider, und auch im Kreise der Gemeindebürger und Staatsbürger mochte er keine Rolle spielen. Das Wichtigste war ihm die Freundschaft, und ihr gegenüber trat auch die Neigung zum anderen

---

*) Die Familie Scheffel bestätigt recht schön, was ich über Vererbung der Talente gesagt habe. Alle Kunsttalente werden vom Vater geerbt, mit Ausnahme des poetischen Talentes, das häufig von der Mutter ererbt wird. Dieser Satz gilt für Söhne und für Töchter. Im Uebrigen gleichen in moralischer Hinsicht die Söhne mehr dem Vater, die Töchter der Mutter, in intellectueller die Söhne der Mutter, die Töchter dem Vater.

Geschlechte in den zweiten Rang. Es ist schon oft bemerkt worden, dass in Scheffels Poesie und in seinem Leben die erotische Tändelei keine Rolle spielt. Aber nicht nur, dass er die leichtsinnige Liebe abwies, auch die grosse Leidenschaft war sein Fall nicht. Es ist richtig, dass er seine Cousine Emma, geb. Heim, von seiner Jugend bis zu seinem Ende geliebt hat, aber abgesehen davon, dass es ihn, als die Cousine einen Anderen heirathete, tüchtig „zusammenriss“, macht diese Liebe eigentlich mehr den Eindruck einer zärtlichen Freundschaft, als den eines heftigen Verlangens. Es scheint, als ob es ihn mehr nach Plauderstündchen, als nach Schäferstündchen getrieben hätte. Dass für Scheffel das Verhältniss der Geschlechter ein fremdes Land war, zeigen die beiden Missgriffe, aus denen sein weiteres Liebesleben bestand. Im Jahre 1860, als er schon recht krank war, liess er sich bereden, einem ganz jungen Mädchen einen Antrag zu machen, und als schliesslich ein Korb zu Tage kam, war er tief gekränkt. Aber es handelte sich da eigentlich um gekränktes Ehrgefühl, und er erklärte zu dieser Zeit, er „werde die Weiber auf die nächsten fünf Jahre sehr unbehelligt lassen“. Schon nach vier Jahren verheirathete er sich, und die Trennung der Eheleute vor der Geburt des Kindes bewies, dass Scheffel weder seine, noch des Mädchens Beschaffenheit einigermaassen hatte beurtheilen können. Es liegt gar kein Grund vor, etwa ein verkehrtes geschlechtliches Fühlen bei Scheffel zu vermuthen, aber er war doch, wie die meisten Künstler, als Vertreter seines Geschlechtes abnorm. Damit stimmt, dass der junge Scheffel etwas Mädchenhaftes gehabt und als Mädchen gekleidet die Anderen über sein Geschlecht getäuscht haben soll.

Hätte Scheffels Leben nur in der Entfaltung seiner Anlagen bestanden, so wäre er ein ebenso begabter und liebenswürdiger, wie eigenartiger und nervöser Mann gewesen. Es kam aber Neues hinzu, gegen das Ende des zweiten Jahrzehnts fing ein bis dahin verborgener krankhafter Keim zu wachsen an, und von da an war Scheffel ein im eigentlichen Sinne kranker Mann. Im Jahre 1852 war Scheffel, um Maler zu werden, nach Italien gereist, im Winter hatte er den

Trompeter von Säkkingen auf der Insel Capri geschrieben und sich dabei als Dichter entdeckt, im Frühjahre 1853 hatte ihn die Familienaufregung (Weigerung der Schwester, die Heirath zu vollziehen) zurückgerufen. Bald nach der Rückkehr scheinen zum ersten Male Kopf-Congestionen aufgetreten zu sein, die ihn für längere Zeit unfähig zur Arbeit machten und ein monatelanges heftiges Augenleiden bewirkten. Näheres über die Augenkrankheit erfährt man nicht. Das Ganze war zunächst nur eine Warnung. Scheffel erholte sich und schrieb mit frischem Muthe seinen Ekkehard. Diese Arbeit, die das Jahr 1854 erfüllte, war der Gipfel seines Lebens, dann ging es bergab. Schon während der Arbeit scheint sich Scheffel nicht ganz wohl gefühlt zu haben. Wenn dem Leser das Buch gefalle, sagt er im Schlussworte, so werde der Verfasser „für seine Muhe und einiges Kopfweh reichlich entschädigt sein". Im Romane werden Kopfschmerz und krankhafte Gemüthserregung wiederholt erwähnt. Eingehend werden der Kopfschmerz des Alten in der Heidenhöhle und die mittelalterlichen Versuche, starken Kopfschmerz zu beseitigen, geschildert. Moengal erzählt, wie er durch das Studiren im Kloster krank geworden sei: „Hoiho, Confrater, da kamen böse Stunden, mögen sie Euch erspart bleiben! Der Kopf ward schwer, die Hände unruhig, am Schreibtisch kein Bleiben, in der Kirche kein Knieen — fort! hiess es, nur fort und hinaus!" Die Unruhe der Hände (die im späteren Leben bei Scheffel selbst erwähnt wird) beklagt auch der junge Audifax, als er über die Folgen angestrengten Nachdenkens spricht: „jetzt ist mir's oft, als wäre Aug' und Ohr anders geworden, und in den Händen flimmert's, wie fliegende Funken." Bei der Schilderung der krankhaften Erregung des Ekkehard auf dem Säntis werden seine Hallucinationen beschrieben, und es wird der, so zu sagen, technische Ausdruck gebraucht: er „glaubte, Stimmen zu hören". Es ist etwas viel Pathologie für eine Geschichte aus dem 10. Jahrhundert. Nach der Vollendung seines Buches fühlte sich Scheffel sehr erschöpft, jedoch entwarf er bald Pläne für neue Arbeiten, und im Jahre 1855 trat er mit dem Maler Feuerbach eine Reise nach Italien an, um Studien zu machen. Diese Reise verlief durchaus schlecht. Schon in Venedig bedrohten die Hitze und die Cholera die Reisenden, so dass beide sich krank an den Gardasee flüchteten. In dem kleinen Orte Toblino trat Besserung ein. „Nur in Einem (sagt Scheffel's Biograph, Proelss) zeigte es sich auch hier schon, dass der Dichter nicht mehr im Vollbesitz seiner gesunden Kraft war: sein Versuch, auf Grund der in Venedig gemachten Studien, hier den geplanten Roman zu gestalten, scheiterte. Er scheiterte an der Unruhe seiner Phantasie, an einem Zwiespalte, der sich in seinem geistigen Wesen geltend machte, die einmal in der Phantasie vorhandenen poetischen Pläne und Bilder durch den realen Eindruck des Lebens, sowie die exakten Ergebnisse seiner Studien immer aufs Neue beeinflussen, umstürzen zu lassen.“ Von Toblino begab sich Scheffel nach Meran, und hier wurde er ernstlich krank. Es handelte sich, nach dem Ausdrucke der Mutter, um eine Gehirnentzündung. Nach Scheffels eigener späterer Auffassung begann die Krankheit wie die „starke Blutcongestion nach dem Kopf vom Frühjahr 53“. Bei der Besteigung eines Berges sei die Congestion zuerst aufgetreten und habe sich sofort auf die Augen geworfen, so dass es auch diesmal zu einer „langanhaltenden Augenentzündung“ kam. „Ausserdem spukts und flimmerts im ganzen Körper herum.“ „Ich war zuletzt in Tirol ein scheuer, einsamer, menschenflüchtiger Gebirgskletterer geworden, der geologischen Problemen nachschlich und die Taschen mit Steinen beladen aus den Schluchten und Klüften der Alpen heimkehrte.“ Mit beladenem Kopfe kam er im Spätherbste nach Karlsruhe zurück. Scheinbar gebessert, ging er im December nach Heidelberg. Aber schon am 11. des Monats meldete ein mit Bleistift beschriebenes Blatt den Eltern, er liege krank: „im Kopf fluthet alles“. Aufs neue schwer erkrankt, wurde er nach Karlsruhe zurückgebracht. Zu Weihnachten schreibt die Mutter: Während der Ekkehard auf dem Weihnachtstische liege, „krankt der arme Autor an Kopfschmerz und Nervenreiz, der uns seit Wochen in qualvoller Spannung hält Marie ist vollständig seine barmherzige Schwester. Nicht nur, dass sie den armen Kranken leiblich pflegt, muss sie auch alle geistigen Krankenphantasieen des geliebten Bruders befriedigen.“ Scheffel selbst schreibt am

27.: „Ich bin diesmal zwar bös zugerichtet und heimgesucht, aber das Aergste scheint überwunden und die Natur wird ihre Wege finden. An einem Abscess an der Nordseite des Körpers sehe ich übrigens, wie abscheulich die Reaction in der Wahl ihrer Mittel zu Wege geht.“ Am 1. Februar 1856 konnte Scheffel seine Arbeiten wieder aufnehmen. Bald zwei Monate, meldet er, sei er nicht an der Luft gewesen, und eine ganze Reihe entzündlicher Krankheiten habe er überwunden, die im Bunde mit trüber Melancholie ihn heimgesucht. Am Aschermittwoch aber sei er zum ersten Male ausgegangen. „Sensibel, kränklich, schwermüthig“ nennt er sich im März, und an Schwanitz schreibt er um diese Zeit: „Mein ganzes Nervenleben ist durch die übertriebene Arbeit am Ekkehard zerrüttet und ich bedarf wohl noch Jahr und Tag, um mich zu erholen, wenn nicht ein zweiter Anfall mein armes Hirn für immer in Ruhestand versetzt. Jetzt führe ich ein rein vegetirendes Leben und muss jeden Tag 3—4 Stunden spazieren gehen, sonst ist Kopf und Körper krank.“ Dass er sehr für „sein armes Hirn“ fürchtete, bezeugt auch die grosse Aufregung, die ihm im April die Nachricht verursachte, die Frau seines Freundes Knapp sei in das Irrenhaus gebracht worden. Er erholte sich dann mit der Schwester in Baden-Baden, und Ende Mai trat er mit zwei Freunden eine Reise nach Südfrankreich an. Offenbar hatte er sich damit zu viel zugemuthet, äussere Missgeschicke kamen dazu, auf jeden Fall endete die Fahrt sehr ungünstig. In Bordighera ergriff ihn ein heftiges Wechselfieber, so dass man für sein Leben fürchtete. In Genua lag er acht Tage krank im Bette. Auch in Deutschland wich das Wechselfieber nicht, und die krankhafte Verstimmung steigerte sich wieder in bedenklicher Weise. Mutter und Schwester brachten ihn nach Rippoldsau, wo Dr. Feyerlin ihn behandelte. Dieser Arzt, der früher in Illenau thätig gewesen war, urtheilte über Scheffel, er leide an heftigem Wechselfieber mit starken Paroxysmen und Delirien; im höchsten Grade Hypochonder, war er auch an den Tagen, als das Fieber pausirte, menschenscheu und litt unter quälenden Vorstellungen. Der Badeaufenthalt schlug vortrefflich an, wesentlich gebessert kehrte Scheffel im September nach Karlsruhe zurück, und am

Ende dieses Monats ging er nach München, wo er eine dauernde Thätigkeit zu finden hoffte. Auch hier ging es zunächst leidlich. Am 27. November schrieb Scheffel an Eichrodt: „Ich selber bin auch wieder besser daran, die schweren humores sind etwas leichter geworden, aber es sitzt immer noch was böses in mir, was mich wahrscheinlich nimmer mehr ganz lässt und mir, oder was noch schlimmer wäre, meinem gesunden Denken eines Tags den Garaus macht." Das Jahr 1857 begann gut, aber leider machte bald der Schwester Tod, die im Januar nach München gekommen, am 18. Februar nach kurzer Krankheit dem endemischen Typhus erlegen war, der guten Zeit ein Ende. Scheffel war tief erschüttert, gab sich Schuld an dem Todesfalle, verzichtete auf München und seine Pläne. Es ist jedoch bemerkenswerth, dass die starke Gemüthsbewegung nicht im Stande war, seine Krankheit wieder wachzurufen. Er schrieb den Hugideo, suchte dann seiner Traurigkeit durch eine Reise nach Paris und Nordfrankreich zu entgehen, kam gestärkt zurück und machte dann noch eine Rheinreise mit Riehl „in heiterster Laune". Später folgte eine Reise nach Thüringen, während deren er zwar von Gesichtsschmerzen schrieb (auch die Mutter litt zeitweise daran), aber munter war. Im October wurde er Bibliothekar in Donaueschingen, ging fleissig an seine Arbeit und schrieb humoristische Briefe. Erst im Jahre 1858 bereitete sich eine neue Krisis vor. Die Stimmung wurde schlecht. Quälende Unruhe und Ueberhastung wechselten mit dumpfer Versunkenheit. Zeitweise erfüllte den Dichter Todessehnsucht, und mehr und mehr suchte er seine Kümmernisse in Bier zu ertränken. Es begann jetzt die Selbstquälerei durch die Bemühungen um den „Wartburg-Roman". Er hatte nämlich dem Grossherzoge von Weimar versprochen, den Sängerkrieg zum Gegenstande eines historischen Romanes zu machen. Offenbar war er nicht mehr fähig, ein grosses poetisches Werk frisch durchzuführen. Um so mehr vertiefte er sich in Entwürfe und geschichtliche Vorarbeiten, und je mehr sich diese Studien ausbreiteten, und das Material anwuchs, um so weniger fühlte er sich der Bewältigung fähig. Dieses Kämpfen verbitterte ihm, ausser der Krankheit selbst, die nächsten Jahre. Im August 1858 schrieb die

Mutter: „Seine Stimmung ist längst eine aufgeregte, er spricht mehr als je von seiner Schwester und ist wie ein schalloses Ei, das man nicht zu berühren wagt.“ Immerhin kam die Krankheit noch nicht zum Ausbruche. Scheffel schrieb in Donaueschingen den Juniperus, arbeitete auch sonst fleissig. Im Sommer 1859 schienen sogar alle Befürchtungen überflüssig zu sein. In Thüringen herumwandernd, fühlte er sich frisch, und seine gute Stimmung spiegelte sich in einer Reihe lyrischer Dichtungen wieder. September und October brachte er auf der Wartburg zu, und erst im November reiste er, um der Schillerfeier zu entgehen, nach Hause. Er schrieb deshalb an den Grossherzog: „Seit vier Jahren macht mir ein nur zur Noth überwundenes Gehirnleiden das Meiden aller grösseren Versammlungen und Aufregungen zur unangenehmen Nothwendigkeit, hält mich auch von jedem Besuch des Schauspiels und lebhafterer Geselligkeit fern und beschränkt mich auf ein selten unterbrochenes Leben in Einsamkeit und Natur“ In Karlsruhe neue Verdüsterung. Er ging nicht aus dem Hause, wollte sogar mittags nicht mit den Seinigen essen und vergrub sich ganz und gar in seine fruchtlosen Arbeiten Zu Neujahr 1860 begann mit „einer leisen Congestion nach der rechten Stirngegend“ ein Zustand der Aufregung. Schon im Januar flüchtete er deshalb nach Baden-Baden. Im März folgte dann der früher erwähnte Anlauf zur Verlobung. und man darf wohl vermuthen, dass Scheffel bei guter Gesundheit auf dieses unglückliche Unternehmen nicht eingegangen wäre. „Es geht mir schlecht“, schreibt er am 27. März. „Eine Herzensangelegenheit nagt an mir und veranlasst mich, in den nächsten Tagen eine grössere Reise zu machen.“ Gefördert durch die Zurückweisung seines Antrages, entwickelte sich nun bei dem Dichter ein krankhaftes Misstrauen. Er schwieg gegen Alle über das Ziel der „grösseren Reise“ und reiste im Geheimen nach dem Chiemsee. In seiner Verborgenheit erholte er sich, und wieder zeugten lyrische Erwerbungen (verschiedene Gedichte und die düsteren Bergpsalmen) von gesteigerter Kraft. Der Kampf um den Roman dauerte dabei immer fort. Ende Mai kam er zurück, und im September reiste er wieder, und zwar mit der Mutter, nach der Schweiz. Diese blieb in Zürich, er quartirte sich in Seelisberg ein. „Aeusserlich ganz wohl und alpenfrisch, im Innern aber verdüsterter und vereinsamter als je, kehrte er nach Hause zurück.“ Die Mutter schrieb Anfang November: „Joseph ist auch krank — aber im Gemüthe — er wird immer freudloser — es ist ein Elend. Den ganzen Tag arbeitet er in seiner Dachstube, ohne Menschen zu sehen — ohne die Erholung eines Spazierganges — nicht einmal im Garten — kommt dann blass und still zu Tisch — unzugänglich für jede Erheiterung.“ Das Misstrauen Scheffels richtete sich nun besonders gegen Weimar, er glaubte, man verachte ihn, weil er das Roman-Versprechen nicht erfüllt hatte, und der Grossherzog wolle nichts mehr mit ihm zu schaffen haben. Dieser Wahn wurde durch ein eigenthümliches Missverständniss gefördert. Es hiess, der Grossherzog komme nach Karlsruhe, und Scheffel gerieth ausser sich, weil er keine directe Nachricht darüber erhielt. Bald stellte es sich heraus, dass der Herzog Bernhard von Weimar gemeint war. Als die Mutter diese beruhigende Nachricht dem Sohne in seine einsame Studirstube brachte, starrte er sie entsetzt an: „Wie, was? — wer sollte kommen?“ Am andern Morgen war er verschwunden; er hatte nur ein kleines Köfferchen mitgenommen. Nach drei Tagen kam ein Telegramm aus Liestal in der Schweiz: ein junger Mann, der sich für den Sohn eines badischen Majors, Namens Scheffel, ausgebe, befinde sich bei dem dortigen Arzte, Dr. Barth, im Zustande schwerer Gehirnerkrankung. Als die Mutter mit einem Karlsruher Arzte und dem Hauptmann Klose nach Liestal kam, schien das Schlimmste schon vorüber zu sein. Scheffel hatte, um seinen Verfolgern zu entfliehen, den Plan gefasst, in einem französischen Karthäuser-Kloster Zuflucht zu suchen, in dem Eisenbahnwagen aber hatte ihn die Angst überwältigt, und er hatte den zufällig mitfahrenden Dr. Barth gebeten, ihn zu beschützen. Die Mutter brachte einen freundlich beruhigenden Brief des Grossherzogs von Weimar mit. Langsam las ihn der Kranke, dann sah er auf und sagte: „Da erfahre ich nun, dass ich mich in einem doch geirrt — der Grossherzog hasst mich nicht.“ Der Hauptmann suchte ihm nun seine sonstigen Befürchtungen auszureden, und in der That zeigte sich Scheffel ganz zugänglich und vernünftig. Später fand man unter seinen Papieren ein Concept aus diesen kranken Tagen: eine Rechtfertigung gegen den Vorwurf, dass er sich als Bürgerlicher in die Sphäre des Weimarischen Hofes gedrängt habe. Der zur Consultation aus Zürich berufene Griesinger erklärte, „ein vernachlässigtes Unterleibsleiden mit Verdauungstörungen habe einen übermässigen Blutandrang nach dem Kopfe erzeugt, der bei der Disposition des Kranken zu einer vorübergehenden Gehirnerkrankung und Trübung des Geistes geführt habe", und rieth dem Patienten, die Wasserheilanstalt des Dr. Erismann in Brestenberg am Hallwyler See aufzusuchen. Die Diagnose kommt uns heute recht sonderbar vor, aber der Rath war gut. Mit Erismann schloss Scheffel Freundschaft, die bis zum Tode des Arztes dauerte. Die grosse Schwäche des Reconvalescenten ging allmählich zurück. Lange hielt er an der Idee tiefer Verschuldung (wegen Nichtvollendung des Romanes) fest, und erst ein Brief des Grossherzogs, in dem Scheffel feierlich seines Versprechens entbunden wurde, beruhigte ihn darüber. Am 20. November heisst es in einem Briefe an die Mutter: „Mein Leiden ist stark auf dem Rückzuge, ich könnte sogar sagen, ich sei ganz wiederhergestellt, wenn ich nicht das Gefühl hätte, dass die geringste geistige Anstrengung oder Aufregung, sowie der geringste Excess, Wiederholung des Leidens herbeiführen könnten." Ein Brief an den Grossherzog vom 1. Januar 1861, in dem alles Krankhafte fehlt, zeugt von der fortschreitenden Besserung. Am 19. März 61 konnte Scheffel nach Karlsruhe zurückkehren, obwohl er noch über Congestionen klagte. Auch Aerger mit dem Verleger des Ekkehard, der zu einem neunjährigen Processiren führte, wurde gut überstanden. Auf manche kleinere Ausflüge folgte ein Aufenthalt in Rippoldsau, dann in Jagstfeld, dann in Brestenberg, später wieder in Rippoldsau bis gegen Weihnachten hin. Am 24. August schreibt Scheffel an Erismann: „Rippoldsau hat nur einen Theil meines Leidens gehoben . . . aber sobald ich wieder einige Wochen lang meinen Studien am Schreibtisch nachgehe, und mich in diesem, mir gänzlich unsympathischen Rheinsand [Karlsruhe] herumgetrieben habe, so bin ich wieder schlecht, mit vollständigem Brett vor dem Kopf, trägem Leib und von allen hypochondrischen Teufeleien heimgesucht.“ Wie man sieht, ging die Erholung nur langsam vor sich, aber sie führte zu dauernder Beruhigung. Der heftige Sturm des Jahres 1860 war der letzte, und mit dem Ende des 35. Lebensjahres wurde gewissermaassen der Endzustand erreicht. Zwar fehlte es auch weiterhin nicht an Beschwerden und Klagen, aber wesentliche Aenderungen traten nicht mehr ein. Mit der geistigen Beruhigung und körperlichen Kräftigung kehrte die Leistungsfähigkeit nicht zurück. Diese hatte aufgehört. Zwar nahm Scheffel seine historischen Studien wieder auf, und unter günstigen Verhältnissen gelangen ihm wohl auch hin und wieder einige Gedichte, aber jene führten zu nichts, und diese waren nicht nur selten, sondern auch den früheren Dichtungen nicht entfernt ebenbürtig, vielmehr zum Theile recht schwach.

Unter diesen Umständen kann der Bericht über die späteren Lebensjahre Scheffels kürzer gefasst werden. Bemerkenswerth ist auch in den zunächst folgenden Jahren die grosse Ruhelosigkeit und Wandersucht. Scheffel ist fast immer unterwegs, und hätte er kein Geld gehabt, so wäre er ein Vagabund geworden, wie so mancher seiner Leidensgenossen es wird. Im Jahre 1863 trat grosse Aufregung ein infolge einer Zeitungsnachricht, nach der Scheffel aus der Irrenanstalt Ilmenau [soll wohl heissen Illenau] geheilt entlassen worden sei. Der Dichter erblickte darin einen Streich seiner Feinde, und erst allmählich wurden ihm diese Verfolgungsvorstellungen wieder zweifelhaft. In einem Briefe an Eichrodt schrieb er: „Zugleich wird sich wohl herausstellen, ob ich wirklich Feinde habe, die systematisch jeden Anlass benutzen, mir einen Pfeil ins Fell zu schiessen.“ Die Erregung wirkte insofern günstig, als Scheffel durch sie dahin gebracht wurde, seine Gedichtsammlung „Frau Aventiure“ *) abzuschliessen und zu veröffentlichen. Als Dank für die Widmung wollte ihm der Grossherzog von Weimar den Professor-Titel verleihen. Scheffel

*) Auch in diesem Buche richten sich die Gedanken wiederholt auf Kopfkrankheit. So in „Wintertrost“:

Harr aus, mein schwerverdüstert Haupt,
Brich der Betäubung Schlummer!

lehnte ab und schrieb dabei an Arnswald: „Es steckt soviel melancholische, brütende, die Einsamkeit als nothwendige Lebensbedingung aufsuchende Natur in mir, dass mich alle engeren Beziehungen zu Staat und Gesellschaft in Verlegenheit und in eine falsche Position setzen." Seine Studien setzte er fort, aber er sagte selbst einmal, er sei in das geschichtliche Material wie in bodenlosen Sand eingesunken, während die Scenen und Bilder in der Phantasie sich als eingetrocknet erwiesen. Im Winter 1863 64 beging er den überaus thörichten Streich, sich zu verloben. Jeder halbwegs Verständige hätte einsehen müssen, dass die Vereinigung des kranken und sonderbaren Mannes von beinahe 40 Jahren mit einer jungen Dame der Gesellschaft zu nichts gutem fuhren könne, aber die Hoch-

---

So in „Am Traunsee":

Bleicht und schwindet, wüste Träume,
Steig zu Grabe, Wahnsinnsnacht:
Ferne blaue Alpensäume
Mahnen, dass ein Tag noch lacht.

So im „Bericht von den Mücken" (d. h. Bericht von der geistigen Erkrankung des Mönches Nicodemus):

Lange hielt ein Nebel mich umstricket,
Der Lateiner nennts Melancholie.
Träg rinnt das Geblüt da in den Adern
Und das Haupt umlagern Wahngedanken,
Schwer und dunstig wie ein Höhenrauch.
Von dem Abt, dem Prior, vom Convente,
Die mir nie ein Härlein nur gekrümmet,
Wähnt ich mich gekränkt und schwer misshandelt.
Wenn der Brüder zweie oder dreie
In des Blumengärtleins blühnder Wildniss
Sich im traulichen Gespräch ergingen,
‚Was wird über mich gelästert?' rief ich.
Hallten Tritte im gewölbten Gang auf,
Schrie ich: ‚Ha, sie nahen mich zu greifen,
In die Geiselkammer wegzuschleppen,
Rettet mich vor finsterer Verliessnacht.'
Im Convent, im Refectorium selber,
Beim gemeinsam fröhlichen Mittagmahl
Klang mir in den Ohren: ‚Feinde ringsum!'
Und ich reichte meinen Wein dem Nachbar,
Dass er erst ihn koste, ob kein Gift drin.

zeit wurde unter allgemeinem Beifalle im August 1864 gefeiert. Anfangs liess sich die Sache auch ganz gut an; die Eheleute lebten am Hallwyler See, und Scheffel war heiter und zugänglich. Am 5. Februar aber starb die Mutter, Scheffel musste nach Karlsruhe zurückkehren, sich dem kranken Vater, dem kranken Bruder widmen. Heiterkeit und ehelicher Friede gingen verloren. Am 20. Mai 1867 gebar die junge Frau in Clarens am Genfer See, wohin sie sich zurückgezogen hatte, Scheffels Sohn. Später wurde die Trennung dauernd; die Frau lebte in München und kehrte erst, als Scheffel starb, zu ihm zurück. Im Jahre 1871 gab Scheffel sein Gaudeamus heraus, 1872 veröffentlichte er Skizzen aus dem Elsass, die, wie der Biograph sagt, die poetischen Vorzüge der früheren Reisebilder vermissen lassen, 1874 gab er eine gelehrte Ausgabe des früher von ihm übersetzten Walthari-Liedes heraus. „Auch die übrigen kleinen poetischen Arbeiten, die er nach den Bergpsalmen noch hervorbrachte, haben trotz mancher Einzelschönheit nur wenig noch von den Eigenschaften, die Scheffels Grösse und Bedeutung ausmachen.“ Er selbst schrieb am 6. Januar 1872: „Seit drei Jahren ruht meine Dichtung und die Feder revidirt Rechnungen“. Bei alledem hielt sich die Gesundheit. Scheffel schrieb zwar 1868: „in diesem Winter war ich leidend und habe nur herbes erlebt“, jedoch dachte er dabei wohl hauptsächlich an seine ehelichen Schwierigkeiten. Er war voll und breitschultrig geworden, und das geistige Gleichgewicht wurde nicht mehr gestört. Im Jahre 1871 hatte sich Scheffel ein Grundstück bei Radolfzell am Untersee gekauft. In den nächsten Jahren richtete er sich darauf ein und verlebte nun einen grossen Theil des Jahres als Landwirth an dem anmuthigen Seeufer. Inzwischen aber hatten sich ganz langsam körperliche Veränderungen eingestellt, die den Anfang vom Ende bildeten. Schon 1868 hatte Scheffel an Dr. Erismann geschrieben: „Es hat sich etwas am Herz zusammengezogen . . und es ist mir oft ziemlich eng zu Muth.“ Freilich heisst es dann: „Seit die ersten Frühlingslüfte wehen, hat sich der Druck am Herzen bedeutend gemindert.“ Aber die Störungen kehrten immer wieder. Am 18. Januar 1879 schreibt er: „Bei mir sind die ersten Mahnungen auch schon da — Schwäche am rechten

Auge und gebrechliche Füsse.“ Am 4. December 1882: „Im vorigen Jahre haben sich die ersten starken Anzeigen, dass alles Irdische vergänglich, bei mir eingestellt, eine Lähmung der linken Seite, die zwar nach einer Kur in Kissingen beseitigt ward, aber Gefahr der Wiederkehr und stärkeren Schlaganfalles nicht ausschliesst.“ Aus dem gleichen Jahre stammt die Nachricht: „Seit Jahr und Tag stellen sich unliebe Gäste bei mir ein, Rheuma, Lahmheit in den Armen, Engherzigkeit, nicht im moralischen Sinne.“ Freilich scheint alles das nicht allzuschlimm gewesen zu sein, denn in jedem Jahre wird von vielen Ausflügen und Wanderungen berichtet. In geistiger Beziehung wird aus dem letzten Jahrzehnt besonders Scheffels zunehmende Reizbarkeit und Streitbarkeit hervorgehoben. Eine ganze Reihe von Processen zeugt davon. Einen eigenthümlichen Einblick gewähren die Briefe, die der altwerdende Scheffel an seine alte Liebe, Emma geb. Heim, gerichtet hat. Diese war inzwischen Wittwe geworden und besuchte Scheffel von Zeit zu Zeit. Seine Briefe sind etwa vom Jahre 1870 an auffallend eintönig. Immer kehren dieselben Gedanken und Wendungen wieder, Zärtlichkeit und Galanterie haben etwas Formelhaftes, und obwohl von „langen Küssen“ geredet wird, kommt einem die Liebe etwas knickebeinig vor. Scheffels letzte Krankheit begann in Heidelberg. Er litt an Brustschmerzen und Athemnoth, mochte aber nicht sterben und beklagte heftig sein Schicksal. Am 3. Februar brachte man ihn nach Karlsruhe zurück, und es ging rasch bergab. Am 8. April sagte er noch zu einem Freunde: „Jetzt nur noch ein paar Jährle, nur noch eins!“ Am 9. April wurde er bewusstlos, athmete laut und starb Abends 7 Uhr.

Ein von Hause aus nervöser junger Mann erkrankt also mit 27 Jahren an Congestionen und heftigen Kopfschmerzen, so dass er für Monate unfähig zur Arbeit wird. Nach zwei Jahren kehrt die Krankheit in schlimmerer Form zurück: ausser den Kopfschmerzen tiefe Verstimmung, Menschenscheu, wahrscheinlich auch Wahnvorstellungen. Erst im nächsten Jahre scheinbare Genesung. Es zeigt sich, dass der Kranke dauernd geschädigt ist, dass seine Schaffenskraft mehr und mehr erlischt. Im Jahre nach dem zweiten Anfalle ein kürzerer dritter. Dabei deutliche Wahnbildung, vielleicht auch Sinnestäuschungen. In der Folge wechselndes Befinden, zeitweise Erregung und Depression, zeitweise heitere Stimmung und Fähigkeit zu arbeiten. Dabei die allmählich deutlicher werdende, quälende Einsicht, dass die dichterische Kraft zu grösseren Leistungen nicht mehr ausreicht. Im 35. Lebensjahre die schwerste Erkrankung: Verfolgungswahn, Ueberzeugung eigner Verschuldung, sinnlose Handlungen. Nach langsamer Reconvalescenz dauernde Beruhigung und körperliche Kräftigung. Die dichterische Leistungsfähigkeit sinkt immer mehr. Auch nennenswerthe Geistesarbeiten anderer Art werden nicht mehr geliefert. Mit 42 Jahren Beginn der auf Erkrankung des Herzens und der Pulsadern (Atheromatose) deutenden Störungen. Mit 60 Jahren Tod.

Die Diagnose kann in diesem Falle nicht zweifelhaft sein: leichte Form des zerstörenden Jugendirreseins, der sogenannten Dementia praecox. Eine Schwierigkeit entsteht nur dadurch, dass der Kranke in gewissem Grade Trinker war, und man dem Alkoholismus eine mehr oder weniger wichtige Rolle zuschreiben kann. Bemerkenswerth ist in dieser Hinsicht das auf eigener Beobachtung beruhende Urtheil Kussmauls: „Krankhafte Anlage, sehr eigenthümliche Familien-Verhältnisse und harte Schicksalsschläge haben auf den Pilgerpfad unseres Dichters mehr scharfe Dornen als Rosen gestreut und vor der Zeit den fröhlichen Quell poetischen Schaffens versiechen gemacht. . . . Wahr ist ja, dass unser Freund, nachdem sich seine Krankheit entwickelt hatte, mehr Wein und Bier zu sich nahm, als ihm gut war, und darin in späteren Jahren Trost und Vergessenheit suchte. Die Keime des Unheils aber, das am Marke Scheffels zehrte, waren schon bei der Geburt in ihn gelegt worden, Krankheit und Unglück suchten ihn schon im ersten Mannesalter heim und hatten nichts mit Bier und Wein zu thun.“ Diese Auffassung dürfte richtig sein. Die Geisteskrankheit entwickelte sich zu einer Zeit, als von eigentlichem Alkoholismus bei Scheffel noch nicht gesprochen werden konnte. Scheffel war noch als Student in München sehr mässig gewesen, erst in Heidelberg gerieth er in trinkfreudige Kreise. In dem wichtigsten dieser Kreise, dem sogenannten „Engeren“, in dem die meisten der Trinklieder Scheffels entstanden sind, scheint die Sucht geherrscht zu haben, die eigenen Trinkleistungen maasslos zu übertreiben und in darauf gerichteten Hyperbeln zu schwelgen. In der Wirklichkeit scheint es nicht so schlimm gewesen zu sein, und auch Scheffels Verherrlichung des Suffes ist wohl eine Art von Sport gewesen*). Zudem lebte er in Karlsruhe sehr zurückgezogen und enthaltsam, so dass in der Jugend seine Trinkzeiten nur Perioden bildeten. War der Alkoholismus somit nicht Ursache der Geisteskrankheit, so dürfte er doch die frühzeitige Erkrankung der Blutgefässe gefördert und dadurch Scheffels Leben abgekürzt haben. Auch ist vielleicht ein Theil der Schroffheiten, die in Scheffels späterem Leben hervortreten, den Trinkgewohnheiten zur Last zu legen.

Die Krankheit begann bei Scheffel verhältnissmässig spät. Ihre active Zeit dauerte nicht ganz zehn Jahre. Dann war Scheffel „geheilt“, aber sein Bestes, seine Dichterkraft war zerstört. Hätte jemand den späteren Scheffel gekannt, ohne von seiner Vergangenheit zu wissen, so würde er in ihm einen liebenswürdigen, wenn auch zeitweise etwas eigenthümlichen, kenntnissreichen und scharfsinnigen Mann gefunden haben, und den Gedanken an Geisteskrankheit würde er mit Recht zurückgewiesen haben. Die „Dementia“ bestand hier eben nicht darin, dass Scheffel unter das Niveau gesunken wäre, sondern nur in dem Verluste dessen, wodurch er in ganz besonderer Weise ausgezeichnet war. Trotzdem liegt in dieser Zerstörung das

*) Nichtsdestoweniger ist Scheffels Saufpoesie ein Unglück für das deutsche Volk gewesen. Denn die Schüler und Studenten nehmen die Worte verbotenus und glauben dem geistvollen Dichter ähnlich zu werden, wenn sie trinken, wie er nach ihrer Meinung getrunken hat. Es ist traurig, dass weder Scheffel, noch seinen Freunden, je der Gedanke an die Verantwortlichkeit ihres Thuns gekommen zu sein scheint. Scheffel fürchtete zwar vom Erscheinen seines Gaudeamus, es werde ihn in den Ruf eines Säufers bringen, aber dass es Säufer machen könne, daran hat er nicht gedacht.

Wesentliche seiner Krankheit, nicht in den vorübergehenden Zuständen von Aufregung, Verwirrtheit, Wahn. Hätte Scheffel an periodischer Verstimmung (manisch-depressiver Psychose, circulärem Irresein) gelitten, so hätte er mehr und bedrohlichere Anfälle durchmachen können, und doch wäre er geblieben, was er im Anfange war. Dass er trotz verhältnissmässig leichter Anfälle sein Bestes einbüsste, das zeigt, dass seine Krankheit einen bösartigen Charakter trug: Nicht auf das Zustandsbild kommt es an, sondern auf die Tiefe, in die der Feind eindringt, und diese lehrt erst der Verlauf kennen.

II.

Kritische Bemerkungen über Pathographie.

Eben als ich mit dem „Scheffel" fertig geworden war, erhielt ich eine Zuschrift des Herrn Dr. Gruhle in Heidelberg, worin dieser verschiedene Bedenken gegen meinen Aufsatz über Rob. Schumann und gegen meine pathographischen Arbeiten überhaupt ausspricht. Nicht, dass diese Bedenken mir besonderen Eindruck gemacht, oder mich gar in meiner Auffassung wankend gemacht hätten, aber ich glaubte in ihnen die Auffassung mancher Fachgenossen zu erblicken, und sie schienen mir Gelegenheit zu verschiedenen Erläuterungen nicht unwichtiger Art zu geben. Deshalb habe ich mich entschlossen, das Schreiben des Herrn Collegen zu veröffentlichen. Vieles, was sich auf Schumann bezieht, kann nun auch auf Scheffel angewendet werden.

„Die Bedenken, die sich mir schon früher beim Lesen derjenigen Ihrer Schriften aufdrängten, die einem weiteren Kreise psychiatrischen Aufschluss über bekannte Persönlichkeiten zu geben wünschen, werden durch die Kenntniss Ihrer neuerlichen Darlegungen über Robert Schumann von neuem wachgerufen. Im Interesse der Sache bitte ich, dieselben Ihnen mittheilen zu dürfen. Die Vorbedingung, wenn nicht einer Verständigung, so doch eines Verstehens, erscheint mir darin glücklich gegeben, dass wir uns der gleichen wissenschaftlichen Ausdrücke bedienen, derer, die Kraepelins Anhänger zu verwenden pflegen. Ich vermochte nicht, das Material, das Ihnen vorlag, nachzuprüfen — dies lag mir auch gar nicht im Sinne —, ich hielt mich lediglich an die von Ihnen veröffentlichten Bruchstücke in dem Glauben, dass diese von Ihnen als wesentlich und ausschlaggebend mit Bedacht ausgewählt worden seien. Trotzdem ich also das gleiche Material bearbeitete, erschien es meiner reiflichsten Ueberlegung nicht möglich, die gleichen Schlüsse, wie Sie, zu ziehen. Allein die Thatsache, dass zwei Irrenärzte derselben Richtung in Betrachtung des gleichen geschichtlichen Materials zu ganz verschiedenen Urtheilen kommen können, erschien mir einiger besonderen und allgemeinen Bemerkungen werth.

Um die Hauptsache an die Spitze zu stellen, so scheint es mir nicht, wie Sie Seite 45 meinen, unzweifelhaft zu sein, dass Sch. an Dementia praecox litt; mir bieten gerade die von Ihnen angeführten Thatsachen und Aeusserungen genügende Ursache, Ihre Diagnose zu bezweifeln. Schon seit einiger Zeit mit Erwägungen beschäftigt, ob das meiste wahrhaft künstlerische Schaffen, wie behauptet wurde, an das Bestehen jener eigenartigen Stimmungsschwankungen geknüpft sei, die in allmählicher Steigerung von der Gesundheit zu den schweren Formen des manisch-depressiven Irreseins leiten, in der Erwägung also, ob die künstlerische Produktion mehr oder weniger an eine cyclothymische Veranlagung geknüpft sei, trafen mich Ihre Ausführungen, die mir trotz Ihrer gegentheiligen Auslegungen eine Bestätigung dieser Anschauung zu geben scheinen.

Sie überblicken Robert Schumanns Leben in Ihrem Gutachten von dem Standpunkte, er habe an Dementia praecox gelitten, — erlauben Sie mir, dass ich seine Worte und Thaten in dem Glauben betrachte, er sei manisch-depressiv, oder besser, cyclothymisch gewesen. Ich möchte hier nicht näher eingehen auf die auch von Ihnen nur gestreifte Frage, wie weit jeder Künstler die gemeinhin nur beim Weibe gefundenen Anlagen besitze, ich möchte nur die Frage aufwerfen: Könnten nicht diese als weiblich bezeichneten Eigenschaften dieselben sein, die die cyclothymisch veranlagten Individuen charakterisiren? Zum Beweise bedürfte es längerer Ausführungen, aber wenn wir uns nur an die grosse Reizbarkeit der Cyclothymischen erinnern, an ihre Fähigkeit, die feinsten Reize zu empfinden und zu beantworten; an das hieran geknüpfte leicht entstehende Misstrauen; an ihre Neigung, Eindrücke bis zur grössten Tiefe auszukosten; an ihr Vermögen zum höchsten Jubel und tiefsten Schmerz, ihre Neigung zum Weinen; an den so häufigen jähen Stimmungswechsel; ihre Vorliebe endlich, alles nach Zu- und Abneigung zu beurtheilen, so werden wir sicher überrascht sein, vieles zu finden, was als besonders weiblich bezeichnet zu werden pflegt. Und wir würden Dem wohl nicht unrecht geben können, der die Art des Künstlers nicht als durch weibliche, vielmehr durch cyclothymische Veranlagung charakterisirt bezeichnete. Traf dies bei Schumann nicht zu? — Ich suche bei ihm vergebens nach jenem plötzlichen Ereigniss, jenem überraschenden geistigen Zusammenbruch, der den Beginn gar mancher katatonischen Geistesstörung kennzeichnet; ich sehe mich aber auch vergeblich um nach dem langsamen Erlöschen der seelischen Funktionen, insonderheit der Gefühlsbetonungen und Willensregungen, das so viele hebephrenische Formen charakterisirt. Ich finde dagegen die starken Aeusserungen einer äusserst zart und fein empfindenden Seele, der kein Ereigniss vorübergeht, ohne seine tiefe Spur zu hinterlassen. Hier ist nicht jene Rastlosigkeit mannigfacher Bestätigungen, denen doch jeder Nachdruck fehlt, auch nicht das leere Dahinträumen, das eine andere Form der Dementia praecox charakterisirt. Hier sehen wir, wie ein Mensch leidet, tief leidet unter den wechselvollen Ereignissen seines Lebens, und wie ihm wiederum grundlos und unabwendbar Zeiten schweren Trübsinns entstehen. Wir hören, dass ihn 1831 grosse Furcht vor der Cholera befällt, dass 1833 der Tod seiner Schwägerin Rosalie eine heftige Gemütsbewegung auslöst, die ihn dem Selbstmord nahe bringt. Peinigendes Angstgefühl, fürchterliche Melancholie mit Apathie folgen, doch das Gefühl, dass ihm etwas fehle, dass er nicht glücklich sei, ist schon vor jener Todesnachricht vorhanden gewesen. Die Furcht, es könne ihm etwas geschehen, der Schrecken vor hoch gelegenen Wohnungen bleibt bestehen. 1836 befällt ihn zuweilen tödliche Herzensangst und im Beginn des Jahres 1837 wiederholt sich die Furcht vor dem Wahnsinn, die ihn schon 1833 bedrückte. Im Herbst 1837 ist er trefflicher Laune, doch schon im April 1838 spricht er wieder von seiner Melancholie, die sich im gleichen Sommer noch wesentlich zu steigern scheint. 1839 zeigen sich seltsame Launen. Ins Jahr 1840 fällt seine Heirath, der anscheinend eine Zeit gehobener Stimmung und reger Thätigkeit folgte. Aber im Herbst 1842 hindert ihn „Nervenschwäche“ schon wieder am Arbeiten, und 1844 macht sich nach einem glücklichen Zwischenjahre grosse Reizbarkeit bemerkbar („Kränkungen kaum zu ertragen“); er schreibt fünf Gedichte, die in Form und Inhalt eine merkwürdige Hilflosigkeit verrathen, Zeugen dunkelster Stunden sein sollen (Seite 20). Sein Befinden verschlechtert sich: „Gänzliche Abspannung der Nerven“, Arbeitsunfähigkeit, Schlaflosigkeit, mit Weinen verbrachte Nächte, Grübelsucht, Angst, Sinnestäuschungen, Todesfurcht stellen sich ein. Am Morgen ist sein Zustand immer am schlimmsten. Vom Winter 1845 ab tritt eine deutliche Besserung ein, die nur im Frühjahr 1846 durch „tiefe Hypochondrie, Angst vor dem Wahnsinn, Schwindelanfälle“ eine Unterbrechung erleidet. Die schlechten Zeiten werden seltener, und erst im Jahre 1849, in dem die künstlerische Produktion ihre Höhe erreicht, treten zuerst eigenthümliche Handlungen auf, festgefasste Beschlüsse werden umgestossen, Wein wird für eine grosse Summe vom Brockenwirth verschrieben.

Dies ist das Wesentliche der Krankheitserscheinungen bis zum Jahre 1850, dem 40. Lebensjahr Schumanns. Man wird gestehen müssen, dass unter den angeführten Symptomen keines wäre, dass nicht bei der Cyclothymie vorkommen könnte, ja dass gerade die Vereinigung vieler der genannten Zeichen für diese Krankheit charakteristisch ist. Ich habe indessen nicht versäumt, auch die nicht erwähnten, als nebensächlich erscheinenden Störungen genauer zu prüfen, ob sie im einzelnen, oder in ihrem Zusammenhang der Annahme des manisch-depressiven Irreseins widerstreiten. Doch fand ich nichts, was mich an dieser Diagnose irre gemacht hätte. Ja ich möchte bitten, die Frage aufwerfen zu dürfen, ob jemand bei einem Dementia praecox-Kranken jemals noch ein „reiches Seelenleben“, „Gewissenhaftigkeit“, „Herzensgüte und unermüdlichen Fleiss“, „eine überwältigende Fülle von schöpferischer Kraft“, „eiserner Energie“ u. s. w. beobachten konnte. Wohl kann ich mir allenfalls vorstellen, dass man bei einem katatonisch Erkrankten, dem nach Ueberstehen des ersten Anfalls viele Jahre der nur wenig geschädigten, oder gar völligen geistigen Gesundheit beschieden sind, noch Kraft zu gewissenhafter und selbst produktiver Thätigkeit finden kann; — unseren Kranken dagegen hätte ja die Krankheit kaum ein volles Jahr verschont! Und trotzdem noch ein „zart organisirter seelischer Organismus“?

Kann ich so aus den Thatsachen selbst die Diagnose der Dementia praecox nicht ableiten, so ist es mir auch nicht möglich, die Begründungen anzuerkennen, die Sie, sehr verehrter Herr Doctor, Ihrer Anschauung geben. Ich möchte aus Ihrem Gutachten nicht alles das hervorheben, worin ich mit Ihnen übereinstimme, nur die Punkte verschiedener Meinung zu bezeichnen, gestatten Sie mir. Besonders kann ich aus dem Material, das Ihr Aufsatz enthält, nicht ersehen, dass „jede neue Erkrankung neue böse Gaben brachte.“ Dies lehrt uns allerdings die klinische Kenntniss der Katatonie; je häufiger sich die Attaquen der Dementia praecox wiederholen, um so deutlicher wird der Defect. Sie nennen die Pfeifstellung der Lippen, die übertriebene Schweigsamkeit; aber über die erstere sagt Wasielewski, Schumann habe sie gewöhnlich gehabt, „wenn ihm innerlich wohl war“ (Seite 16). Letztere fände in einer Hemmung ja ihre völlig befriedigende Erklärung, und ist bei Cyclothymischen ja ebenso oft zu beobachten, wie die weiter von Ihnen erwähnte Reizbarkeit. Und können die Moskauer Gedichte nicht auch einem manisch-depressiven Mischzustande entstammen? Das Beschaffen des theueren Weines lässt sich zwanglos aus einem Einfall einer hypomanischen Phase erklären, wie auch das plötzliche Aendern gefasster Beschlüsse. Und endlich ist es doch eine tägliche Erfahrung, dass circuläre Kranke an Sinnestäuschungen, besonders des Gehöres, leiden. Doch alles dieses wird Ihnen ebenso bekannt sein, wie mir, nur bleiben mir auf der Suche nach Ihren weiteren angeführten Gründen nur noch wenige geringfügig erscheinende Punkte übrig, die einer Erklärung von meinem Standpunkte aus nicht ohne weiteres zugänglich wären. Glaube ich so erwiesen zu haben, dass nichts zu der Diagnose der Dementia praecox drängt, dass vielmehr fast alle beobachteten Störungen der Cyclothymie völlig entsprechen, so bleibt nur noch ein Punkt, der mir in diesem Falle ausschlaggebend ist: Das Krankheitsgefühl, die Krankheitseinsicht.

Nicht selten wohl sind Fälle des manisch-depressiven Irreseins zu beobachten, bei denen die subjektive Hemmung nur ganz leicht angedeutet ist, bei denen sich die Krankheitseinsicht erst im Verschwinden der Störungen, dann allerdings sicher, einstellt; — als ausnahmslos aber möchte ich es ansehen, dass eine ausgesprochene subjektive Hemmung, ein intensives Krankheitsgefühl, während einer geistigen Störung, mit Sicherheit auf einen Anfall des manisch-depressiven Irreseins hindeutet. Ich könnte keine besseren Beispiele wählen, als die Ausdrücke, die Schumann von sich selbst gebraucht, wenn ich jemandem das Wesen dieser subjektiven Hemmung und des Krankheitsgefühls überhaupt klar machen wollte. Einmal heisst es, er fühle sich „selten glücklich, es fehlte mir etwas; die Melancholie . . . . nahm auch noch immer zu“. Ein andermal schreibt er, es „kam mir auf einmal der fürchterlichste Gedanke, den je ein Mensch haben kann, ... der, den „Verstand zu verlieren“ — er bemächtigte sich meiner aber mit so einer Heftigkeit, dass aller Trost . . . . verstummte“. „Der Athem verging mir bei dem Gedanken, wenn es — würde, dass du nicht mehr denken könntest, — Klara, der kennt keine Leiden . . . ., der einmal (soll wohl „niemals“ heissen) — so vernichtet war“. „Ich sagte ihm alles, dass mir die Sinne oft vergingen, dass ich nicht wüsste, wohin vor der Angst, ja dass ich nicht dafür einstehen könnte, dass ich in so einem Zustand der äussersten Hülflosigkeit Hand an mein Leben lege.“ Wir finden weiter die Worte: „Tiefes Geheimniss eines schweren psychischen Leidens; Furcht, es könnte mir etwas geschehen; unaussprechliche Angst, augenblickliche Sinnesohnmacht“. Und später schreibt er: „Es steht alles so schreckhaft still jetzt“. „Ich dachte, meine Auflösung wäre nahe“ (1838). „So eigen schwach am ganzen Körper und namentlich auch im Kopf; das ist vom vielen Sinnen.“ „Es greift mich alles so fürchterlich an.“ 1845: „Wie . . . ein Andrang von schrecklichen Gedanken mich fast zur Verzweiflung gebracht.“ „Ich verlor jede Melodie wieder, wenn ich sie eben erst in Gedanken gefasst hatte.“

Ich glaube der Beispiele sind genug, doch liessen sie sich beliebig mehren. — — Ich fasse zusammen: Nach dem mir vorliegenden Material vermag ich nicht die Diagnose der Dementia praecox anzuerkennen, ich glaube vielmehr, dass eine cyclothymische Form des manisch-depressiven Irreseins bestand. — Indessen berücksichtigte ich nur die Zeit bis etwa 1850, und es erhob sich auch mir sofort die Frage, ob Schumanns letzte Jahre nicht durch den Kampf mit den verderblichen und schliesslich tötlichen Wirkungen einer andern Psychose erfüllt waren. Ich bin mir wohl bewusst, dass nur im äussersten Falle die Diagnose einer kombinirten Psychose berechtigt erscheint, dass alle Mittel versucht werden müssen, alle Krankheitserscheinungen auf ein einziges Leiden zurückzuführen. Es ist mir jedoch leider unmöglich, diesen Ihren Versuch als gelungen anzusehen. Wenn auch Ihr Ausspruch, dass der Sectionsbefund durchaus nicht beweisend ist, einen Widerspruch nicht zulässt, so vermag mich Ihre Erklärung der Sprachstörung nicht zu überzeugen, und die Sinnestäuschungen lassen sich m. E. ebenso in dem einen, wie in dem andern Sinne verwerthen. Aber wie ich es für unmöglich halte, alle Erscheinungen der letzten Lebensjahre aus dem manisch-depressiven Irresein allein zu erklären, eben so fern liegt es mir auch, behaupten zu wollen, dass sie sich ohne weiteres in das Bild der progressiven Paralyse einfügen lassen. Freilich spricht manches für diese Diagnose: Der schnelle zum Tode führende Verfall, die Sprachstörung, die weiten Pupillen, die schwachsinnigen Urtheile, die schnelle Verödung des bis vor kurzem so reichen Gemüthslebens. Die kurzen Besserungen, in denen nicht Gleichgültigkeit und Fehlen von Willensregungen beobachtet wurde, sondern eine plötzlich zu kurzem Leben erwachende Regsamkeit. Nichts scheint mir bestimmt gegen Paralyse zu sprechen, vor allem nicht das Verhalten der Handschrift, über die ja die Angaben so verschieden lauten: Bald ist sie (nach 1854!) unleserlich, ja nicht zu entziffern (Seite 31, unten), bald wird sie als, gegen früher, auffallend klar und deutlich (Seite 33, oben) und starr (Seite 50, oben) bezeichnet. Bald gilt sie wieder als vollkommen gleich mit der vor einigen Jahren (Seite 39, unten). Könnte die Starrheit nicht ihre Erklärung in der Mühe finden, die dem fortschreitend verfallenen Kranken das Schreiben bereitete? Oder könnte es nicht einer der sicher schon beobachteten stürmischen Fälle von Paralyse sein, in der die Schriftstörung bis zuletzt nur gering war? Und endlich spricht der Bericht Richarz', so fern uns auch heute seine Art liegt, zu denken und sich mitzutheilen, doch deutlich für Paralyse.

Unsere Wissenschaft hat in den letzten Jahren manche Mittel gefunden, die früher so schwierige Abgrenzung der Paralyse von der Dementia praecox sicherer zu gestalten, sie hat uns auch neue Möglichkeiten gewährt, die Paralyse der Hirnlues klinisch gegenüber zu stellen. Und endlich vermochten wir auch Fälle klinisch zu beobachten und durch den mikroskopischen Befund zu kontrolliren, bei denen sich die beiden letzteren Krankheiten in verschiedenartiger Weise vermischten. — Ich kann mich in Verwerthung aller dieser Erkenntnisse nicht zu dem Bekenntniss entschliessen, dass mir das über die letzten Lebensjahre vorliegende Material zu einer sicheren Diagnose ausreichte, ich muss die Möglichkeit zugeben, dass Schumann vielleicht nicht einer Paralyse, sondern einer andern schweren organischen, vielleicht luetischen Hirnerkrankung erlegen ist. Nur die Dementia praecox als möglich anzunehmen, vermag ich nicht. Denn auch die Annahme, dass sie erst etwa 1850 zu einer cyclothymischen Veranlagung hinzugetreten wäre, widerspricht derart unseren heutigen Anschauungen über Degeneration, dass wir sie schon principiell für höchst unwahrscheinlich, wenn nicht unmöglich ansehen. Es ist für unseren Standpunkt etwas durchaus anderes, ob sich zu einer Cyclothymie eine Paralyse gesellt, als wenn ihr eine Dementia praecox aufgepfropft gedacht wird. Zu weit würde es aber führen, diesen Standpunkt hier im einzelnen klar zu legen.

Ich habe nicht sämmtliche Symptome von Schumanns Krankheit erwähnt, mich mit Ihnen auseinander zu setzen. Wir wissen alle, wie wenig heute ein Symptom, wie das Gesammtbild alles bedeutet. — Und wenn ich am Schluss den Zweck meines Schreibens noch einmal kurz berühre, so glaube ich nicht, in meinen durchaus nicht erschöpfenden Ausführungen Sie, verehrter Herr Doctor, überzeugt zu haben. Vor allem schon deshalb nicht, weil Sie in Ihrer eindringlichen Beschäftigung mit dem vorliegenden Thema sicher schon manchen meiner Einwände reiflich erwogen haben. Meine Absicht ist der Nachweis, dass Ihre Ausführungen für den Fachmann nicht überzeugend sind, dass ein völlig anderes Urtheil über den gleichen Stoff entstehen konnte. Auch ich glaube, dass ein Psychiater, der zugleich Musiker ist, manches zu unserer Frage beitragen könnte. — Wir müssen es alle bedauern, aber wir können Ihre Frage „ist es möglich, rückblickend, auf Grund der Litteratur eine psychiatrische Differentialdiagnose zu machen", auf Grund unserer heutigen Erfahrung nur verneinen. So reiche Anregung uns allen Ihre ausgedehnten Studien gegeben haben, so sehr wir deren Fortsetzung erhoffen, müssen wir doch Ihre Urtheile in diesem Falle, wie bei Nietzsche und anderen, nur als Urtheile Ihrer Persönlichkeit, nicht als endgültige Ansichten unserer Wissenschaft betrachten. Erlauben Sie den Ausdruck meiner vorzüglichsten Hochachtung

Gruhle.

Heidelberg, den 22. September 1906."

Wenn der College sagt, er und ich seien bei Schumann „zu ganz verschiedenen Urtheilen" gekommen, so bestreite ich das. Sieht man zunächst von der Frage ab, woran Schumann gestorben sei, so handelt es sich darum, dass Gruhle manisch-depressive Erkrankung annimmt, ich Dementia praecox. Das sind zwar verschiedene, aber durchaus nicht ganz verschiedene Urtheile.

Im Frühjahre 1892 schlug ich in einem Gespräche mit Kraepelin vor, die geistigen Krankheiten in endogene und exogene einzutheilen. Diesen Gedanken, den ich schon früher in Schmidt's Jahrbüchern ausgesprochen hatte, führte ich in einem Aufsatze über die „Eintheilung der Krankheiten" im Centralblatt für Nervenheilkunde aus (vgl. auch: Vermischte Aufsätze, 1898). Kraepelin hat ihn später angenommen, und jetzt scheint er allgemeine Anerkennung gefunden zu haben. Exogene Krankheiten sind solche, deren Ursache von aussen kommt, also hauptsächlich die Vergiftungen. Progressive Paralyse und Alkoholismus sind die Hauptvertreter. Hier giebt es scharfe Grenzen, und es wäre Unsinn, von einem Uebergange zwischen Paralyse und Alkoholismus zu reden. Bei den endogenen Krankheiten dagegen ist die wesentliche Bedingung die von vorn herein vorhandene abnorme Beschaffenheit des Menschen, die Entartung; alles, was von aussen auf ihn einwirkt, ist nur Gelegenheitursache. Ein Mensch mag so entartet sein, wie er will, wenn er nie Alkohol aufnimmt, kann er nicht an Alkoholismus erkranken. Endogene Krankheiten aber können auf Grund der Entartung durch die verschiedensten Einwirkungen entstehen, durch alle die bunte Menge der von den Lehrbüchern angeführten „Ursachen". Die Folge ist, dass es hier keine scharfen Grenzen giebt. Alle Formen oder Variationen des Entartungsirreseins sind durch Uebergänge verbunden. So nothwendig wie es ist, bei den exogenen Krankheiten, entweder — oder zu sagen, so schädlich wäre es, wollte man die endogenen Formen von einander unterscheiden, wie man Bleivergiftung von Arsenikvergiftung, Abdominaltyphus von Eiterfieber trennen muss. Es will mir scheinen, als hätte man diese Unterschiede noch nicht überall recht begriffen. So streiten sich die Leute über die Abgrenzung der Paranoia von der Dementia paranoides, so will Magnan seine Paranoia completa von den sonstigen Formen der Paranoia ganz abgetrennt wissen. Das muss auf Wortstreit hinauslaufen, weil es in der Wirklichkeit keine Grenze giebt. Unmerklich geht eine Variation in die andere über, und alle sind die Kinder einer Familie. In einem gewissen Grade ist es auch mit der Dementia praecox und der manisch-depressiven Erkrankung so, auch hier giebt es Uebergänge. Freilich muss man weniger an die schweren Erkrankungen denken, die man im Irrenhause trifft, als an die leichten Formen. Diese sind natürlich je leichter, um so symptomenärmer, verwaschener. Je mehr man, so zu sagen, eine endogene Form verdünnt, durch Zusetzen von Gesundheit, um so mehr verwischen sich die Grenzen. Schliesslich giebt man das Unterscheiden auf und spricht nur noch von Nervosität, obwohl diese im Grunde nichts Einheitliches ist, und der aufmerksame Beobachter bei den Nervösen die paranoischen, die manischen und anderen Elemente oder Züge noch sehr wohl erkennen kann. Diese Dinge sind noch viel zu wenig studirt, und das geistlose „Neurasthenie"-Gerede stumpft den Blick erst recht ab. Geht man von der Nervosität aus, so findet man Wege, die von ihr zu jeder der psychiatrischen Hauptformen führen, Wege, die erst allmählich aus einander weichen. Insbesondere die periodischen Verstimmungen und die leichten Formen der Dementia praecox können einander sehr ähnlich sein. Die meisten trennenden Merkmale können fehlen, und die bleibenden Unterschiede können sehr gering sein. Es ist ersichtlich, dass die Periodicität nicht den Ausschlag giebt, da sich die Dementia praecox in periodischen Schüben zeigen kann, und das Manisch-depressive unter Umständen nur durch einen Anfall vertreten ist. Das Wesentliche bleibt denn doch die dauernde Schädigung der geistigen Leistungen durch die Dementia praecox, die Zerstörung, deretwegen ich den Namen zerstörendes Jugendirresein vorgeschlagen habe. Aber auch hier ist das Absolute nicht das Wirkliche, vielmehr liegt der Unterschied im mehr oder weniger. Streng genommen schädigt jede Kopferkrankung dauernd, nur ist bei den periodischen Verstimmungen der Schade oft so gering, dass er sich der Beobachtung entzieht. Je genauer aber die Beobachtung wird, um so klarer zeigt sie, dass der Kranke allmählich geistig ärmer wird. Andererseits ist die Einbusse bei der Dementia praecox nicht immer deutlich. Man denke z. B. an die Leistungen C. F. Meyers trotz seiner schweren Jugendkrankheit. Oder man nehme an, bei Scheffel wäre die Krankheit so früh aufgetreten, dass sich sein Dichtertalent gar nicht hätte kund thun können, dass man also den Schaden gar nicht erkannt hätte. Aehnliches kommt wahrscheinlich oft genug vor. Die Jugendkrankheit schädigt den Patienten, aber einzelne Gaben zeichnen ihn doch aus und lassen seine Einseitigkeit vergessen, oder die Einbusse wird nicht erkannt, weil Niemand weiss, was alles in dem jungen Menschen unentfaltet gelegen hat.

Wenn also die endogenen Krankheiten in dem Maasse, in dem sie leichter werden, einander ähnlicher werden, ja wohl gar in einander übergehen, so kann die Unterscheidung zwischen ihnen nicht die Hauptsache sein. Die Erkennung der endogenen Erkrankung vielmehr ist die Hauptsache. Gerade dann, wenn es sich um die Beurtheilung hervorragender Menschen handelt, kommt es auf den Nachweis an, dass der Keim Krankheit und Talent zugleich enthielt, während die genauere Bestimmung der Krankheit, d. h. der Nachweis, welche Form endogener Störung vorliege, wenig hilft. Ob Schumann an Cyclothymie oder an zerstörendem Jugendirresein gelitten hat, das vermehrt, vor der Hand wenigstens, unser Verständniss nicht. Dass aber auch dieser Künstler von Hause aus, von innen heraus krank war, das ist uns wichtig.'

Ich behaupte somit, auch dann, wenn der College Recht hätte, könnte von „ganz verschiedenen“ Urtheilen gar keine Rede sein.

Zugleich aber behaupte ich, dass er durchaus nicht Recht hat, und dass seine Einwände gegen meine Diagnose wenig Kraft haben. Er sucht vergeblich nach „jenem plötzlichen Ereigniss“ am Beginne „gar mancher katatonischen Geistesstörung“. Da der Zusammenbruch nur bei manchen Kranken eintritt, so braucht man ihn nicht zu suchen, wenn er in einem bestimmten Falle fehlt. Dass auch nur in der Mehrzahl die Krankheit plötzlich beginne, darf auf keine Weise behauptet werden. Der College vermisst ferner das Erlöschen „der Gefühlsbetonungen und Willensregungen“, die erfolglose Rastlosigkeit, das leere Dahinträumen, er wundert sich darüber, dass Gewissenhaftigkeit, Fleiss, Herzensgüte noch vorhanden sind. Man sieht, er hat immer die Irrenhaus-Patienten vor Augen. Nur dadurch kann ich mir auch seine Behauptung erklären, ausgesprochenes Krankheitgefühl bez. Einsicht, spreche gegen Dementia praecox, ja beweise Cyclothymie. Wer auch nur einige Beobachtungen von leichterer Dementia praecox bei geistig regsamen Menschen gesammelt hat, der weiss, dass diese Einwürfe auf schwachen Füssen stehen. Ich kann daher nicht weiter darauf eingehen. Auch mit den katatonischen Manieren Schumanns macht es sich G. zu leicht. Die Pfeifstellung der Lippen habe nach dem Biographen auf Wohlbehagen gedeutet. Es kommt aber gar nicht darauf an, was der Biograph denkt, sondern darauf, was nach klinischer Erfahrung Dinge, wie zugespitzter Mund, auf den Zehen gehen u. dgl. bedeuten. Dass die Art der Sinnestäuschungen bei Schumann auf Dementia praecox deutet, das sollte doch auch einleuchten. Von einer gewissen Bedeutung ist die Wiederkehr der gleichen Krankheit in der Familie. Wenn auch nicht immer, doch sehr oft finden wir bei Cyclothymie gleichartige Vererbung. In Schumanns Familie aber treffen wir drei Fälle von Dementia praecox, ihn selbst, seine Schwester und einen seiner Söhne*).

Höchst wunderlich sind die Aussagen des Collegen über die letzten Jahre Schumanns. Um Dementia praecox könne es sich nicht gehandelt haben, denn dass diese zu einer Cyclothymie hinzutrete, das könne man nicht annehmen. „Freilich kann man das nicht annehmen, aber die Cyclothymie existirt ja nur in den Gedanken G.'s!! Dagegen spreche doch vieles, meint er, für Paralyse. Ich bedaure, dass meine Auseinandersetzungen auf den Collegen so wenig Eindruck gemacht haben, finde sie aber auch jetzt noch ausreichend. Nur das muss ich betonen, dass G.'s Angaben über die Handschrift durchaus nicht das Richtige treffen. Schumanns Handschrift war seit der Jugend schwer leserlich und flüchtig, während der schweren Krankheit wird sie deutlicher als früher, in gewissem Grade starr, und dabei fehlt jede der für Paralyse charakteristischen Schriftveränderungen. Dieses bemerkenswerthe Argument kann man nicht so leichthin bei Seite schieben, wie G. es thut.

Vielleicht hätte ich mich nicht entschlossen, das Gutachten des Collegen G. öffentlich zu besprechen, wenn er nicht einen verlockenden Gedanken an den Eingang gestellt hätte, über den ich noch etwas sagen möchte. Er meint nämlich, dass das künstlerische Schaffen an die cyclothymische Veranlagung

*) Nachrichten über Schumanns Kinder habe ich erst neuerdings durch Fräulein Marie Wieck erhalten. Danach sind von Schumanns Kindern zwei bis drei früh gestorben. Drei Söhne sind herangewachsen. Der eine (Ludwig) ist mit 17 Jahren geisteskrank geworden und hat in Colditz noch 15 bis 20 Jahre gelebt. Also offenbar ein weiterer Fall von Dementia praecox. Der zweite (Felix) soll lebensvoll gewesen, aber mit 25 Jahren an Auszehrung gestorben sein. Der dritte (Ferdinand) wurde Banquier, heirathete, zeugte sechs Kinder, wurde nach dem Kriege 1870—71 „contrakt“ und morphiumsüchtig. Er ist vor zehn Jahren gestorben. Von den vier Töchtern Schumanns ist eine jung an Auszehrung gestorben. Drei andere sollen „soweit gesund“ sein.

gebunden sei. Von vornherein oder in der Theorie klingt das recht gut, und wenn man daran denkt, dass gerade bei ganz hervorragenden Geistern das Manisch-depressive nachgewiesen worden ist, so fühlt man sich versucht, dem Gedanken nachzugehen. Es ist jedoch mit solchen allgemeinen Sätzen eine bedenkliche Sache. Lombroso hat es angefangen, indem er bald das Genie „eine wirkliche Degenerationspsychose aus der Gruppe des moralischen Irreseins“ nannte, bald geniale und epileptische Veranlagung verknüpfte. Gegen Lombroso habe ich eingewandt, dass man erst eine Unterlage des Urtheils durch sorgfältige Untersuchung einzelner Fälle zu schaffen habe. Es fragt sich nun, ob das pathographische Studium schon so weit gediehen sei, dass man sich weitergreifende Urtheile gestatten darf.

Bei jedem Entarteten hat man den Grundzustand (den état primaire Magnans) und die etwa vorhandenen „Zufälle“ (die syndromes Magnans; ein geeignetes deutsches Wort fehlt eigentlich) zu unterscheiden. Gewöhnlich denkt man bei den Zufällen zunächst an weniger wichtige Dinge, wie Zwangsvorstellungen, Manieen im französischen Sinne (Onomatomanie u. dgl.), Grübelsucht, hypochondrische Verstimmungen. Wenigstens Magnan hat die Sache so aufgefasst. Von rechtswegen aber sind die grossen endogenen Krankheiten hauptsächlich das, was zum primären Zustande hinzu tritt, oder sich auf seinem Grunde entwickelt. Hier haben wir die drei Hauptgruppen: die Cyclothymie, das zerstörende Jugendirresein und die Paranoia. Wie steht es mit ihnen bei den geistig hervorragenden Männern? Da muss man fragen, ob etwa eine Form der genialen Begabung eigenthümlich sei, ob, wenn das nicht der Fall ist, eine Form besonders häufig sei, ob eine Form bestimmten Talenten entspreche, ob der primäre Zustand bei den verschiedenen Formen verschieden sei, oder ob trotz verschiedener Form der Zufälle ein bestimmter primärer Zustand die Genialen kennzeichne, und anderes mehr. Was lehrt die Erfahrung? Die immer noch wenigen Fälle, die einigermaassen genügend bearbeitet worden sind, vertheilen sich auf die drei Hauptformen, wenn auch die Cyclothymie von etwas grösserer Bedeutung zu sein scheint als die beiden anderen Formen.

Cyclothymisch waren Luther[1]), Goethe[2]), Schopenhauer[3]), Cowper[4]), Gerard de Nerval[5]), an Dementia praecox erkrankten Lenz[6]), Hölderlin[7]), C. F. Meyer[8]), Robert Schumann, Scheffel, an Paranoia (Dementia paranoides) litten Tasso[9]), Rousseau[10]), Gutzkow[11]).

Man sieht, das Manisch-depressive ist die Sache der Grössten, indessen die von der Dementia praecox Ergriffenen mehr als hervorragende Talente zu bezeichnen sind. Natürlich liegt das nicht daran, dass das zerstörende Jugendirresein den Betroffenen nicht Zeit liesse, ihren Weg zu vollenden, denn es liegt auf der Hand, dass Hölderlin, auch wenn er noch so lange hätte dichten können, kein Goethe geworden wäre. Vermuthlich wird man auch in der Zukunft keinen Mann erster Classe finden, der an Dementia praecox gelitten hätte, während periodische Verstimmungen sich wahrscheinlich noch bei verschiedenen Männern erster Classe nachweisen lassen möchten, wenn das Genauere bekannt wird.

Darüber, ob der primäre Zustand irgendwie auf die spätere Erkrankung hinweise, oder ob er keinen Zusammenhang mit

---

[1]) Die alteren Bearbeitungen von Fr. Küchenmeister (Dr Martin Luthers Krankengeschichte. Leipzig O Wiegand. 1881) und von Berkhan (Die nervösen Beschwerden des Dr. Martin Luther. Archiv f. Psychiatrie und Neurol. XI. p 798. 1881) treffen in psychiatrischer Hinsicht nicht das Richtige. Ganz schlecht ist die Schrift von P Bruno Schön (Dr. Martin Luther auf dem Standpunkte der Psychiatrie. 2. Aufl. Wien 1874). Dagegen ist die Darstellung des Prof. H. Grisar, S.-J., vortrefflich (Ein Grundproblem aus Luthers Seelenleben Sonder-Abdr. a. d. Köln Volkszeitung, October 1905). Vergl dazu „Schmidt's Jahrbücher", 288. Band, Seite 264

[2]) Möbius, Ausgew. Werke, II—III.

[3]) Ebenda, IV.

[4]) Nisbet, Insanity of Genius. London 1893.

[5]) Du Camp, Maxime, Souvenirs littéraires. Paris 1892.

[6]) Möbius, III.

[7]) Ich habe vor mehreren Jahren in der Wiener „Zeit" die Diagnose begründet. Neuerdings hat, wie ich lese, Dr. van Vleuten die Geistesstörung Hölderlin's im gleichen Sinne besprochen (Die Nation, 7. Juli 1906).

[8]) Hess, Allg. Ztschr. f. Psychiatrie. LVIII. 6. S. 1164. 1902.

[9]) Möbius, III.

[10]) Möbius, I.

[11]) Dr. van Vleuten, Liter. Echo. 1906, Nr. 20 u. 21.

dieser erkennen lasse, ist sehr schwer etwas zu sagen, weil das Individuelle hier ganz in den Vordergrund tritt. Immerhin muss ich sagen: soweit wie mein Verständniss reicht, giebt der primäre Zustand keine Berechtigung zu einer Prognose. Abgesehen von der Eigenart und dem Grössenunterschiede der Talente, zeigen z. B. die Dichter ungefähr dieselben Eigenthümlichkeiten: grosse Reizbarkeit, Schwankungen der Stimmung, und anderes. Ich sehe da keine grossen Verschiedenheiten bei Goethe, Hölderlin, Scheffel. Ich bin auch nicht im Stande, bei dem jungen Rousseau paranoische Elemente zu finden, etwa frühzeitiges Misstrauen. Jedoch will ich, wie man zu sagen pflegt, nichts verreden, es ist eben eine schwierige Sache. Aber das kann man mit Bestimmtheit sagen, dass gerade bei Hölderlin, der später an schwerer Dementia praecox erkrankte, die Eigenschaften, die nach College Gruhle die cyclothymisch Veranlagten kennzeichnen, in hohem Grade vorhanden waren.

Die Vermuthung des Collegen endlich, die als weiblich bezeichneten Züge des Künstlers möchten in Wirklichkeit nur die cyclothymische Anlage ausdrücken, kann ich auch nicht billigen. Gewiss, die Dinge gehen manchmal in einander über, aber die Hauptsache bleibt doch, dass die Vermengung der secundären Geschlechtsmerkmale ein Zeichen der Entartung ist. Wenn wir bei Künstlern im Körperlichen die weibliche Form des Unterkiefers finden, im Geistigen dieselbe Unfähigkeit und Abneigung dem Exacten gegenüber, wie bei den Weibern, was hat das mit der Cyclothymie zu thun? —

Eins ergiebt sich immer wieder: Unsere Unterlagen reichen nicht aus, wir wissen noch allzuwenig. Daher sage ich: ceterum censeo, pathographiam esse augendam.

Printed in Dunstable, United Kingdom

91219481R00030